MÉMOIRE

SUR

L'ENTREPÔT DE PARIS,

PAR

M. Odilon-Barrot

Membre de la Chambre des Députés,

SUIVI DE NOTES

De la Compagnie soumissionnaire de l'Entrepôt sur les Terrains de Tivoli, unis au port Saint-Ouen, par un chemin de fer.

PARIS.

IMPRIMERIE D'ÉVERAT, RUE DU CADRAN, N° 16.

1833.

V

V

MÉMOIRE

SUR

L'ENTREPOT DE PARIS.

V

MÉMOIRE

SUR

L'ENTREPOT DE PARIS,

PAR M. ODILON-BARROT,

Membre de la Chambre des Députés ;

Suivi de Notes

DE LA COMPAGNIE SOUMISSIONNAIRE DE L'ENTREPOT SUR LES
TERRAINS DE TIVOLI, UNIS AU PORT SAINT-OUEN PAR UN
CHEMIN DE FER.

PARIS.

ÉVERAT, IMPRIMEUR, RUE DU CADRAN, N° 16.

—

1833.

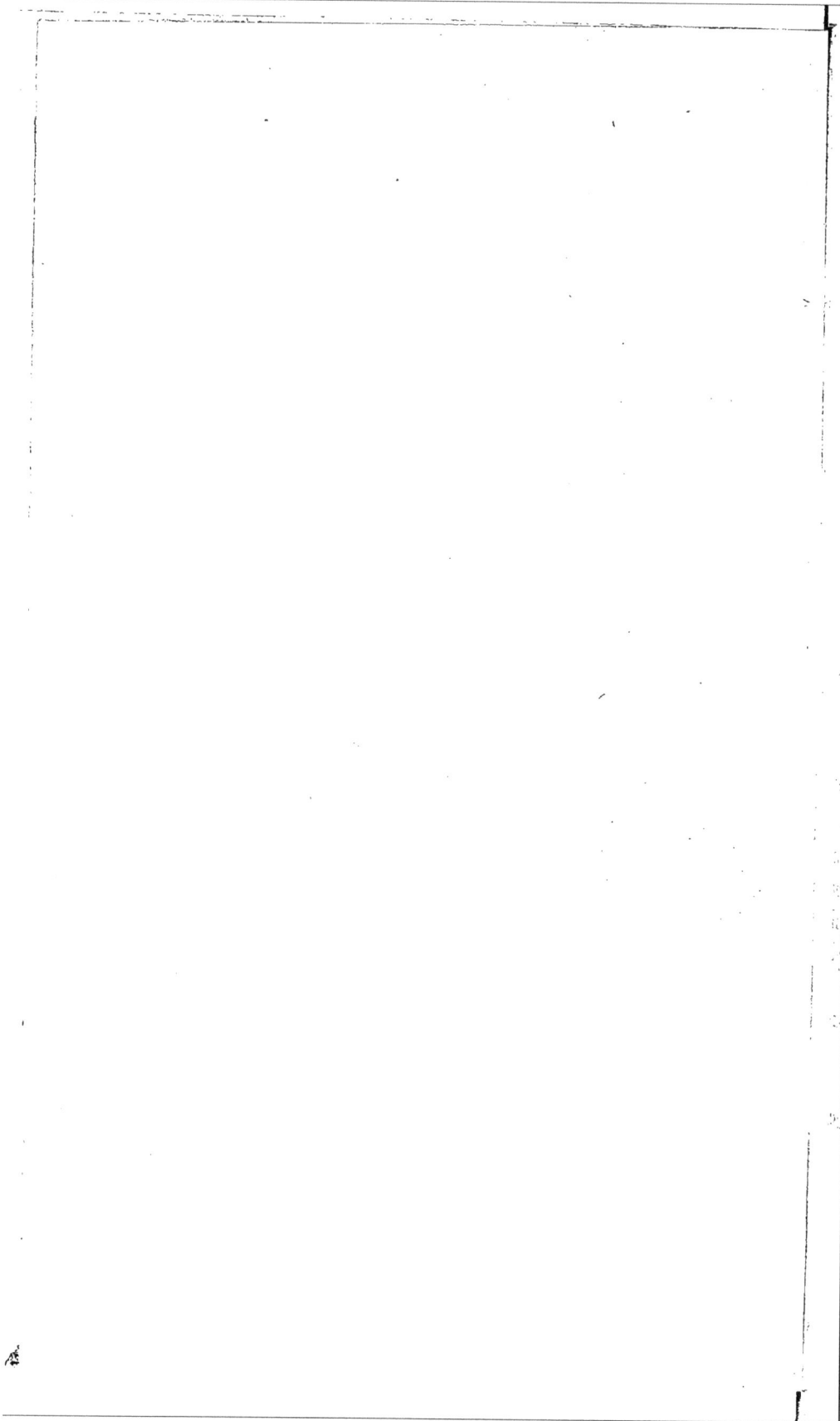

MÉMOIRE

SUR

L'ENTREPOT DE PARIS.

La question de l'Entrepôt de Paris soulève et agite tous les intérêts, partage tous les esprits.

La divergence des opinions serait peut-être moins grande, si l'on était plus d'accord sur le but et sur l'avenir de l'Entrepôt de Paris.

Les uns ne voient dans cet établissement qu'un lieu propre à recevoir une faible partie des marchandises venant du Havre, et destinées à la consommation de Paris. Ce n'est, pour eux, qu'une sorte de maison de dépôt et de commission qui vient ajouter, sans beaucoup d'utilité, un nouvel intermédiaire à ceux qui existent déjà entre l'expéditeur et le consommateur. Dans cette supposition, on pense bien que l'exiguité de l'emplacement, l'impossibilité des arrivages par la grande navigation, par les bateaux à vapeur, par les

I

chemins de fer, la difficulté des réexpéditions pour l'Allemagne et la Suisse, ne sont que de faibles objections.

Les autres, au contraire, ne s'occupant pas seulement du présent, mais aussi de l'avenir, pensent que la France, à peine née à la vie commerciale et industrielle, est au moment d'y faire des progrès rapides, et que tout, dans ses mœurs, sa législation, ses établissemens publics, doit se préparer pour cette grande révolution. Ils ont la confiance que, par sa position géographique et intermédiaire entre l'Ancien et le Nouveau-Monde, entre le Nord et le Midi, elle doit devenir le lieu de transit d'une grande partie des échanges qui se font entre ces diverses parties de la terre; qu'elle doit finir par s'approprier une bonne part dans ces bénéfices d'entrepôt et de commission qui, jusqu'à présent, ont appartenu à peu près exclusivement à l'Angleterre et à la Hollande. Pour arriver à ce vaste résultat, ils comptent sur la sécurité extérieure que nous promet la paix, sur la sécurité intérieure qu'assurent nos institutions nationales et qui, se prêtant à tous les progrès des lumières et de la civilisation, ne laissent pas même de prétexte à des collisions violentes; sur une législation libérale, généreuse envers les étrangers; sur l'abolition de toutes entraves fiscales et gênantes pour le *transit*; sur l'amélioration des voies de communication, soit par eau, au moyen de nouveaux canaux, soit par terre, au moyen de chemins de fer.

Il n'y a rien, disent-ils, de gigantesque et de chimérique dans ces prévisions; car tout le problème consiste uniquement à faire arriver les denrées du Nouveau-Monde plus vite et à meilleur marché à Strasbourg et à Bâle, en passant par la France, c'est-à-dire par la ligne la plus directe, qu'elles n'arrivent aux mêmes points en passant par la Manche, et en remontant la Meuse, l'Escaut et le Rhin. L'une des données du problème est déjà à peu près résolue, c'est la liberté du *transit*. L'expérience démontrera quelles nouvelles facilités lui sont encore nécessaires, et la législation qui est en progrès sur ce point ne les refusera certainement pas.

Nul pays, disent-ils, n'offre aux étrangers plus d'avantages et de faveurs que la France. Ils peuvent y contracter, y devenir propriétaires d'immeubles, y acquérir droit de domicile et jouir de tous les droits civils, sans rien perdre de leur nationalité ni des droits qu'ils ont dans leur pays. La loi qui a aboli le droit d'aubaine avait préparé une voie que la loi du *transit* est venu élargir; il ne reste plus à vaincre que l'obstacle matériel résultant de la difficulté et de la lenteur de nos communications par eau et par terre. Cet obstacle peut être vaincu, et il le sera, si le gouvernement, d'accord avec l'industrie privée, y emploie ses ressources et ses efforts.

La canalisation de la Seine et de la Loire, un système de chemins de fer qui rattache Paris à l'Océan et aux frontières de l'Est et du Midi, et fasse de cette grande cité, où tant de capitaux sont accumulés, un grand centre d'affaires, ce sont là des entreprises qui

ne sont pas au-dessus des forces et des ressources
d'une nation comme la nôtre. Il lui suffirait d'y em-
ployer la dixième partie des capitaux qu'elle a semés
depuis quarante ans sans utilité dans toutes les parties du monde ou qu'elle a livrés à une aristocratie
oisive et avide. Pour les hommes qui ont foi dans cet
avenir de la France, l'Entrepôt de Paris est appelé
à de grandes destinées; il doit entrer en concurrence avec ceux de Londres et d'Amsterdam; il doit
même, à la longue, l'emporter sur eux, parce qu'il
finira par offrir, avec la même sécurité, plus d'économie et de rapidité pour le transit des denrées et des
marchandises qui forment les échanges entre l'Ancien
et le Nouveau-Monde. Dans la pensée de ces hommes,
l'Entrepôt de Paris doit faciliter, provoquer même la
réalisation de ces immenses résultats. Pour cela, ils
pensent que la première, la plus indispensable condition de cet Entrepôt est d'être placé au point de
jonction des voies d'eau ou de terre qui doivent
amener les denrées du Havre à Paris, et de celles qui
doivent les réexpédier sur l'Allemagne et la Suisse;
ils pensent que cet Entrepôt doit être placé dans une
localité accessible à la fois à la grande et à la petite
navigation, à la navigation à la vapeur, et aux chemins de fer; enfin, il sont d'avis que l'emplacement
de l'entreprise doit être assez vaste pour se prêter à
tous les développemens que l'extension de notre commerce peut nécessiter.

Tels sont les deux points de vue tout différens

sous lesquels est envisagé l'Entrepôt de Paris : selon que l'on se place à l'un ou à l'autre, on adopte des solutions contraires.

Nous ne disons pas que le Conseil municipal doive adopter d'une manière absolue les prévisions auxquelles se livrent ceux qui promettent à l'Entrepôt de Paris des destinées si brillantes ; mais, d'un autre côté, il ne doit pas s'exposer au reproche d'en avoir empêché ou contrarié la réalisation par la décision qu'il va prendre.

Un Entrepôt n'est pas un établissement d'un jour, ni de quelques années ; il doit pourvoir aux nécessités d'un long avenir ; et qui pourrait aujourd'hui affirmer, sous sa responsabilité, que la France est parvenue à l'apogée de son commerce et de son industrie, et qu'elle est condamnée à se contenter à jamais de son commerce intérieur, ou de quelques relations restreintes qu'alimente le monopole de ses colonies ?

De tous temps, il y a eu dans les gouvernemens une sorte d'incrédulité pour les progrès de la civilisation. Que l'on consulte le *Traité de Delamarre* sur la police de Paris ; on y verra les ordonnances successives par lesquelles nos rois, fixant des limites à Paris, semblaient lui dire : « *Tu n'iras pas plus loin.* » Il est curieux de lire, dans ces ordonnances, par quels motifs on y repousse la possibilité de tout progrès ultérieur. C'était, tantôt l'impossibilité de nourrir une si grande masse d'hommes, tantôt celle d'y maintenir une bonne police. La civilisation s'est jouée de ces prévisions, et Paris, à travers la résistance des gouvernemens, les dilapidations et les désordres de toute espèce, les agitations et les bouleversemens des révolutions et les dévastations de la guerre, a franchi toutes les barrières, et reçoit tous les jours une nouvelle extension.

Le Conseil municipal de Paris est trop éclairé pour commettre la même faute, et lorsqu'il voit sous ses yeux les premiers symptômes d'une grande impulsion commerciale, lorsque, de toutes parts, les concessions de canaux, de chemins de fer viennent attester que le commerce est impatient de s'emparer de la puissance que promettent ces nouvelles découvertes, ce Conseil ne se refusera pas à croire au moins *à la possibilité* d'un grand progrès; ce n'est pas le moment où la société prend son élan qu'il choisirait pour nier le mouvement.

Il est donc de la sagesse des Administrateurs qui ont en dépôt dans leurs mains les intérêts de la ville de Paris et l'avenir de sa prospérité commerciale, de ne pas s'enchaîner servilement aux besoins actuels, mais de faire en sorte que l'Entrepôt puisse aussi satisfaire aux nécessités futures. Déjà, et faute d'une pareille prévision, l'une des plus importantes et des plus coûteuses entreprises faites dans l'intérêt de la ville de Paris, a manqué en partie sa destination, et est aujourd'hui la source d'une foule d'embarras; nous voulons parler *des canaux Saint - Denis et*

Saint-Martin. Ces canaux, par la trop grande exiguité de leurs écluses, ne peuvent recevoir ni les bateaux au-dessus de 400 tonneaux, ni les bateaux à vapeur; si les prévisions de l'avenir eussent été consultées, ils auraient été autrement faits. Cette leçon doit profiter; et la ville de Paris n'aura pas à regretter dans *dix*, dans *vingt ans*, que ses administrateurs, trop préoccupés du présent, dans le choix de l'emplacement d'un établissement qui doit être fondé pour des siècles, n'aient pas disposé les choses de manière à satisfaire à toutes les éventualités que la progression de notre civilisation peut et doit amener.

Ces généralités ne sont pas des hors-d'œuvre dans la question spéciale qui nous occupe; elles doivent avoir une grande influence sur la décision à prendre : on va s'en convaincre.

Le choix est à faire entre la place des Marais, le Gros-Caillou, Saint-Ouen et Tivoli réunis. Nous ne parlons pas de Saint-Lazare qui, à certains égards, pourrait être assimilé à Tivoli, si les mêmes offres de terrains, les mêmes facilités de communications, les mêmes sûretés de constructions pouvaient y être réalisées. (*Voir la note* 1re.)

DE LA PLACE DES MARAIS.

Cet emplacement se lie aux canaux Saint-Denis et Saint-Martin. C'est par ces canaux qu'il est en communication avec la rivière; une gare y est déjà préparée pour les déchargemens, attenante à une place assez étendue.

Voilà ses avantages : ils ont dû séduire au premier abord ; ils peuvent même paraître décisifs à ceux qui restreignent la destination de l'Entrepôt à la réception d'une partie des marchandises destinées à la consommation de Paris.

Mais un examen plus attentif et une opinion plus large et plus vraie sur la destination de l'Entrepôt de Paris, doivent faire rejeter cette localité. Elle ne satisfait en effet ni à la facilité des arrivages par les diverses voies de communication qui peuvent s'établir entre Paris et le Havre, ni à la facilité des réexpéditions pour l'Allemagne et la Suisse, ni à la plus grande extension que les progrès du commerce peuvent exiger dans un temps plus ou moins rapproché. C'est-à-dire qu'elle manque à toutes les conditions qu'une administration sage et prévoyante doit exiger.

Ainsi, trois voies peuvent servir à amener dans l'Entrepôt de Paris les provenances de l'Amérique par le Havre,

1° La Seine.

2° Un canal.

3° Un chemin de fer.

Dans l'état actuel des choses, la Seine est à peu près la seule voie d'arrivage. La civilisation n'a ajouté que peu de facilités à ce moyen de communication que la nature nous a donné. Des travaux assez peu importans dans le lit de la Seine, voilà tout ce que l'on a fait pour aider la nature. Même dans cet état de communication si imparfaite, les canaux St-Denis et St-Martin, loin d'être une facilité pour les arrivages des denrées coloniales venant du Havre, seraient peut-être une gêne, et en quelque sorte une servitude.

En effet, la grande navigation, c'est-à-dire celle qui se fait par des bateaux de 400 à 500 tonneaux, est incontestablement la plus économique, quoiqu'on ait essayé d'élever quelques doutes à cet égard : l'expérience et le plus simple bon sens suffiraient pour écarter ces doutes.

L'expérience, en effet, a prouvé que depuis que les transports ont été effectués par la grande navigation, le frêt a subi une réduction notable.

Il est évident que les frais généraux, c'est-à-dire les intérêts du capital employé dans l'acquisition du bateau, les frais d'entretien et de réparation de ce bateau, l'entretien et la solde de l'équipage, le prix de location des chevaux, le prix et l'entretien des agrès, n'offrent pas, entre les bateaux de 500 et ceux de 300 tonneaux, une différence qui soit en proportion avec le bénéfice provenant de la différence de charge. Pour la navigation comme pour toutes les autres entreprises industrielles, il y a toujours une partie de frais généraux nécessaires, quel que soit le produit. Il y a donc toujours intérêt à faire produire davantage, par le même bateau, comme par toute autre entreprise.

Ce qui pourrait balancer en partie les avantages de la grande navigation sur la petite, dans l'état des choses actuelles, c'est la difficulté de la navigation dans la Seine, et les bas-fonds qui s'y rencontrent ; mais il n'est pas, assurément, dans les intentions du gouvernement, de laisser subsister cet état de choses, et déjà divers projets d'amélioration de la navigation de la Seine ont été étudiés et proposés, au moyen desquels les grands bateaux pourront naviguer à pleine charge en tout temps, et qui permettront alors de réaliser tous les avantages que ces bateaux présentent sur ceux d'un plus faible tonnage.

Cette prévision de l'amélioration de la navigation de la Seine, n'est pas une de celles qui puissent paraître impossibles à réaliser, et l'on ne saurait croire que le conseil municipal la repoussât d'avance, en quelque sorte, par l'obligation qu'il imposerait aux bateaux venant du Havre de se restreindre aux dimensions des écluses des canaux St-Denis et St-Martin.

Le besoin de naviguer par de grands bateaux se fera de plus en plus sentir, indépendamment même des améliorations à opérer dans le lit de la Seine, alors que le commerce des denrées coloniales pourra, par l'effet de l'Entrepôt, devenir direct entre Paris et les colonies. On pense, en effet, qu'il sera de l'intérêt des négocians spéculateurs qui feront arriver des chargemens par le Havre, de diviser le moins possible ces chargemens. Ce qui protége aujourd'hui la petite navigation, c'est que les bateaux qui viennent de Rouen ne sont chargés que de petites portions de marchandises diverses, que la consommation fait venir au fur et à mesure de ses besoins. C'est cette espèce de détail qui permet encore la concurrence de la petite navigation ; mais l'insuffisance de cette navigation se fera sentir lorsque les capitalistes spéculateurs de Paris voudront faire venir sous leurs yeux et à leur portée, dans l'Entrepôt de Paris, la totalité des chargemens par eux achetés, et rapprocher la marchandise du marché où sont les capitaux et la plus grande consommation. La grande navigation peut satisfaire à ce besoin avec plus d'économie et moins d'embarras et de détérioration de la marchandise que la petite ; il faut donc se bien garder d'exclure la grande navigation des arrivages qui doivent alimenter l'Entrep t, car tôt ou tard, et par la force des choses, cette grande navigation sera la seule qui fera ce service. Il faut donc rejeter un emplacement auquel les denrées coloniales ne pourraient arriver que par des canaux qui excluent la grande navigation, et ne sont accessibles qu'aux bateaux de moindre dimension.

En second lieu, les perfectionnemens de la Seine permettront de plus en plus à la navigation à la vapeur d'opérer des transports de marchandises, et nul doute que, par cette voie, les transports de denrées coloniales ne deviennent importans en raison de la rapidité de ce genre de navigation. Si de Rouen à Paris elle n'a encore reçu que peu de développemens, on ne doit l'attribuer qu'aux difficultés et aux inégalités du lit de la rivière ; que si ces difficultés et ces inégalités venaient à disparaître à l'aide de certains travaux dont tout le monde reconnaît l'utilité et l'urgence, cette navigation par la vapeur prendrait alors la plus grande extension. Que dire d'un entrepôt qui ne pourrait recevoir les bateaux à vapeur?

En troisième lieu, l'importance des communications entre le Havre et Paris a toujours été en progression croissante; cette progression ne peut que devenir plus forte lorsque, par la loi du transit et de l'entrepôt, les capitaux de Paris, dont une partie en ce moment s'emploie en vaines combinaisons de bourse, seront naturellement dirigés vers la spéculation en marchandises. L'idée d'unir Rouen, et plus tard le Havre, à Paris, par un canal assez large, assez profond pour recevoir les bâtimens qui tiennent la mer, qui avait d'abord paru si gigantesque, si inexécutable, devient, à mesure que nous jugeons mieux de ce que nous pouvons faire chez nous, par ce que nos voisins ont exécuté chez eux, plus familière, plus réalisable. Les études de ce canal ont été scrupuleusement faites; près d'un million y a été dépensé, et la confection de ce canal, sinon dans son ensemble et d'un seul jet, au moins dans quelques-unes de ses parties, est une de ces prévisions raisonnables qu'une administration ne peut pas se dispenser de prendre en considération.

Enfin, sans exclure les autres voies de communication par la rivière ou par un canal maritime, les chemins de fer viendront certainement en concurrence avec ces voies. Déjà les journaux annoncent que les

études du chemin de fer de Paris à Rouen sont ter-
minées, que la concession en est demandée. Une fois
la concession faite, il est de l'intérêt des soumission-
naires d'exécuter les travaux dans le plus bref délai
possible, car le bénéfice du temps est peut-être celui
qu'il faut le plus rechercher dans ce genre de spéculation. Il y a indispensable nécessité que ce chemin
de fer aboutisse à l'Entrepôt, et que ses vagons arrivent jusqu'à la porte des magasins de cet Entrepôt
par la ligne la plus courte, la plus droite, la moins
dangereuse pour le public.

Or, parmi les localités proposées, deux seulement
seraient accessibles au chemin de fer de Paris à
Rouen ; c'est Tivoli et St-Lazare.

Ce chemin de fer ne pourrait aboutir à la place
des Marais sans traverser une partie du quartier le
plus fréquenté de Paris. Que si on représente la rapidité des voitures, la fréquence des passages, on ju-
gera qu'il est impossible qu'une bonne police expose
ainsi les citoyens, ou à une foule d'accidens inévi-
tables, ou à une interruption totale dans les communications ; tout chemin de fer arrivant dans une ville
populeuse, doit y arriver par un souterrain ou tun-
nel. L'expérience a déjà consacré cette nécessité en
Angleterre ; elle n'est pas moins inévitable en France,
et surtout à Paris.

En résumé : si l'Entrepôt était placé à *la place des
Marais*, il faudrait renoncer aux arrivages par les
chemins de fer, par le canal, par la grande naviga-

tion, par la navigation à la vapeur, ou bien se résigner à voir la marchandise chariée à grands frais et perte de temps du point d'arrivage à l'Entrepôt au moyen de déchargemens et rechargemens ruineux, ou d'un roulage plus coûteux et plus incommode encore. Il resterait à cet Entrepôt, qui est destiné à recevoir les chargemens des denrées coloniales qui arrivent par l'Océan, les cargaisons de petits bateaux qui ne peuvent même s'engager dans l'étroit canal qu'en se débarrassant de leur gouvernail, et qui, dans l'état actuel de la navigation, quelque restreint qu'il soit, sont souvent retardés par des encombremens et des embarras que le plus sage réglement ne pourra jamais prévenir tout-à-fait.

Il ne nous paraît pas possible que le conseil municipal donne la préférence à cet emplacement; ce serait une imprévoyance de l'avenir semblable à celle qui a présidé à la confection des canaux Saint-Denis et Saint-Martin, imprévoyance dans les circonstances présentes, bien autrement inexcusable.

Voilà pour les arrivages : quand aux réexpéditions, elles ne pourront se faire utilement que lorsque les communications avec l'Allemagne seront établies par des chemins de fer, parce que cette voie seule supportera avec avantage, sous le rapport de l'économie et de la rapidité, la concurrence avec la Manche et les grands fleuves du Rhin, de l'Escaut et de la Meuse. Eh bien! les mêmes obstacles qui s'opposent à ce que le chemin de fer de Rouen arrive à la place

Marais, s'opposeraient à un plus haut degré encore à ce que les chemins de fer de l'Allemagne ou de la Suisse vinssent aboutir au même point; car il faudrait qu'ils traversassent un quartier encore plus populeux et plus fréquenté. Quelques personnes pourraient renoncer facilement à cette éventualité de réexpédition par les chemins de fer; d'autres, qui ont plus de foi dans l'avenir de leur pays, voudront réserver à l'Entrepôt cet avantage possible, et nous sommes du nombre de ces derniers.

La troisième et dernière condition n'est pas mieux remplie par la place des Marais que les deux autres. A peine peut-on trouver sur cette place deux mille cinq cents toises carrées de terrain disponibles pour l'Entrepôt. On s'est efforcé de prouver que cet espace serait suffisant à Paris, parce qu'il l'est au Havre. C'est, à nos yeux, avoir méconnu toute la différence qu'un avenir très-prochain ne peut manquer d'établir entre un Entrepôt soutenu par les consommations et les richesses de la capitale du royaume et celui d'un port de mer, dont la population n'est pas le trentième de celle de Paris. On n'a pas remarqué non plus, que si l'Entrepôt du Havre a pu, au moyen d'un extrême encombrement de marchandises et de difficultés et dépenses de toute nature dans la manutention et le service des marchandises, admettre, en certains momens, un stationnement assez fort sur un espace assez resserré, ce n'est pas un motif suffisant pour soumettre l'Entrepôt de Paris aux mêmes difficultés, aux mêmes embarras. L'Angleterre nous donne à cet égard, des enseignemens tellement contraires, et les compagnies concessionnaires d'Entrepôt, aussi bien que le commerce, ont eu tellement à se féliciter d'avoir ménagé des espaces suffisans pour des manutentions et une surveillance faciles, que nous ne comprendrions pas qu'on pût, sur ce point, méconnaître l'autorité de l'expérience.

Une considération toute de sagesse vulgaire et de bon sens frappera le conseil municipal, c'est que même dans le doute, il faudrait se déterminer pour un plus grand emplacement. Il n'y a que peu d'inconvénient à ce que l'Entrepôt soit trop grand ; s'il était trop petit, le mal serait irréparable, ou du moins ne pourrait être réparé qu'avec des dépenses exorbitantes.

Ainsi, les avantages qui, au premier coup d'œil, semblaient devoir faire accorder la préférence à la place des Marais, savoir : sa proximité des canaux, sa situation dans l'intérieur de la ville, se tournent en inconvéniens insurmontables ; car, d'une part, les canaux au lieu de faciliter les arrivages, les contrarient et les gênent ; d'autre part, les chemins de fer, soit pour l'arrivée, soit pour la réexpédition, ne peuvent y aborder, et enfin, l'Entrepôt ne peut y recevoir le développement qui lui est nécessaire. Ces raisons, isolées l'une de l'autre, suffiraient pour faire exclure un pareil emplacement ; réunies et combinées ensemble, elles ne sauraient laisser de doute dans l'esprit des membres du Conseil et dans celui de M. le préfet de la Seine.   (*Voir la note* 2ᵉ.)

DU GROS CAILLOU.

L'emplacement du *Gros-Caillou* a l'avantage d'ê-
tre en communication directe avec la rivière, et par
conséquent, de n'exclure aucun des moyens de navigation et de transport dont la rivière est susceptible.
Il a de plus l'avantage d'être dans l'intérieur de
Paris, mais pas assez engagé dans les constructions
et les rues pour être gêné, soit dans le développement
nécessaire à son emplacement, soit dans la circulation. Il paraît qu'en outre cet emplacement aurait
l'avantage de donner une grande valeur à des terrains
que la Ville possède sur ce point.

Ces avantages ne nous paraissent pas pouvoir balancer les inconvéniens graves que présente cette localité, et qui deviendront évidens si nous soumettons
cet emplacement à la même épreuve que la place
des Marais, c'est-à-dire si nous le jugeons sous le
triple rapport de la facilité des arrivages, de celle
des réexpéditions et de l'extension possible de l'Entrepôt.

Et d'abord, quant aux arrivages, la seule inspec-
tion de la carte des environs de Paris nous montre
qu'un bateau venant de Rouen par la basse Seine
arrive, en suivant les nombreux circuits de la rivière,
jusqu'à Saint-Ouen; que là, il est à 3,400 mètres seulement de la barrière Clichy; et que pour arriver de ce
point au Gros-Caillou, il est encore obligé de par-
courir six lieues de rivière dont quelques passages,

2

surtout dans la saison des basses eaux, sont assez difficiles, et de traverser sept ponts, ce qui exige souvent plusieurs jours de navigation.

Aussi est-il arrivé que le commerce, plutôt que
d'ajouter ainsi aux frais, à la longueur et aux dangers
de la navigation, a pris le parti de débarquer les
marchandises à Saint-Ouen, d'où elles sont transpor-
tées à Paris. Le nombre des tonneaux débarqués à
Saint-Ouen est progressif; en 1831, il était de
22,000 tonneaux Dans huit mois seulement de 1832,
il a été de 29,000 tonneaux; tandis que pas un seul
bateau ne vient stationner dans la gare de Grenelle
voisine du Gros-Caillou.

C'est là une indication des convenances du commerce qu'il serait imprudent de négliger.

Le commerce, c'est la concurrence; le plus léger
avantage détermine ses préférences. C'est le grain de
sable qui fait pencher la balance. On ne persuadera à
personne que six lieues de navigation de plus, avec
tous les frais, tous les retards, tous les dangers qui s'y
rattachent, soient chose indifférente. Il a été démontré que ces six lieues de navigation grevaient au
moins de deux francs par tonneau la marchandise
expédiée de Rouen à Paris. C'est là une charge
énorme, si l'on considère surtout qu'entre les divers
Entrepôts, soit du Havre, de Rouen, de Nantes, de
Bordeaux, ce sont souvent quelques centimes qui dé-
terminent la préférence.

Un autre inconvénient non moins grave, qui nous

ს ᴊrappé dans l'emplacement du Gros-Caillou, c'est
que, bien loin d'être placé au point de jonction du
chemin par lequel se font les arrivages du nord et
des chemins de réexpédition sur l'est, il est séparé
par tout Paris; de manière qu'il serait absolument
impossible de mettre l'Entrepôt en communication
avec le chemin de fer du Havre et avec le chemin
de fer de Paris sur Strasbourg, et que, même abstrac-
tion faite des chemins de fer, cet éloignement de
l'Entrepôt des arrivages et des réexpéditions par terre
est un obstacle insurmontable.

Vainement ferait-on valoir que cet emplacement
du Gros-Caillou est, par compensation, plus rapproché du chemin d'Orléans et des routes du midi? ce
n'est pas là une compensation admissible; car ce n'est
ni par l'ouest, ni par le midi que Paris recevra les
marchandises coloniales; c'est l'Entrepôt d'Orléans,
alimenté par la Loire, qui est destiné à faire les réexpéditions sur le midi, que Bordeaux et Marseille des-
serviront toujours de préférence.

Ce sont surtout les routes du Nord et de l'Est, nous
ne saurions trop le répéter, qui rempliront et vide-
ront l'Entrepôt de Paris. C'est à leur point de jonction qu'est marquée, par la force des choses, la place
de l'Entrepôt de Paris.

Nous ne dirons que peu de mots sur les dimensions
de l'Entrepôt. Il paraît que celles proposées pour
l'Entrepôt du Gros-Caillou sont évidemment insuf-
fisantes, et pour le bassin à construire, et pour les

magasins dans tout leur développement. Ici s'applique ce que nous avons dit de la place des Marais.

Ajoutons que le Gros-Caillou a le désavantage d'être obligé de construire un port, et que cette dépense a été évaluée par un des ingénieurs les plus habitués à ces sortes de constructions à 2,400,000 fr. Le travail signé de cet ingénieur, M. Polonceau, inspecteur divisionnaire des ponts et chaussées, a été produit au conseil municipal, et il nous paraît en résulter la preuve incontestable que le port que l'on se proposait de construire au Gros-Caillou serait de dimensions si faibles, que le service même de l'écluse n'y serait pas possible, et qu'il ne pourrait guère admettre que trois bateaux en déchargement sans aucun stationnement.

Le Gros-Caillou, auquel personne n'avait d'abord pensé, ne paraît donc pas devoir gagner à un examen plus approfondi. Il manque aux trois conditions essentielles, et il est inutile de s'étendre, en outre, sur tous les inconvéniens de détail qu'offre son extrême éloignement de la Bourse et du quartier des affaires, ainsi que les frais et les embarras qu'entraînerait cet éloignement pour le transport des marchandises de l'Entrepôt dans les magasins particuliers.

DE SAINT-OUEN ET DE TIVOLI.

C'est à cet emplacement que la préférence nous paraît devoir être accordée, précisément par les trois principales raisons qui nous ont paru devoir faire rejeter la place des Marais et le Gros-Caillou :

1° Les arrivages y seront plus commodes ;

2° Les réexpéditions plus faciles ;

3° L'emplacement y suffit à tous les développemens ultérieurs que peut nécessiter l'Entrepôt.

Ces trois propositions peuvent être aisément démontrées.

Le point de Saint-Ouen est celui où la Seine se rapproche le plus de Paris avant de se replier sur elle-même pour passer par Neuilly, Surêne, Saint-Cloud, Grenelle, avant d'arriver à Paris. Arrivé à Saint-Ouen, nous l'avons déjà dit, le bateau est, à peu de chose près, aussi rapproché de la Bourse qu'il l'est au Gros-Caillou. La plus simple raison veut donc qu'il s'arrête là, et qu'il s'épargne six lieues de navigation et le passage de sept ponts. L'augmentation de la population ajoute tous les jours au nombre de ces ponts.

Une sorte d'inspiration instinctive pousse la population vers ce point. Paris y touche déjà, presque, par les Batignolles et Clichy ; il y a à peine interruption dans la ligne des habitations.

L'autorité n'a aucun intérêt à contrarier cette tendance. Elle en a plutôt à la favoriser, car ce côté de Paris est élevé, salubre, et il y aurait intérêt de défense et de sûreté à lier la position déjà si forte de Montmartre à la rivière au-dessus de Saint-Ouen. Si Paris reçoit cette extension, et il paraît destiné à la

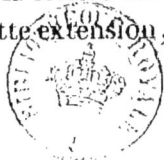

recevoir, il ne sera pas encore aussi large que long, et les quartiers du centre se déblaieront, ce qui est si désirable pour la salubrité publique.

Les commissions ont toutes été frappées de ces avantages naturels de la position de Saint-Ouen, elles ont regretté qu'elle ne fût pas dans l'intérieur de Paris; et, en effet, nous le demandons, si la rivière, élargissant son coude, fût venue toucher à la barrière de Clichy au lieu de s'arrêter à Saint-Ouen, ou bien si Paris eût étendu ses habitations et ses murs d'enceinte à Saint-Ouen, quelle objection raisonnable et possible pourrait être faite à l'emplacement de Saint-Ouen? La concurrence avec tout autre emplacement n'eût pas même été essayée.

Eh bien! ce que la nature n'a pas fait, l'art se propose de le faire. Le problème à résoudre était de mettre Saint-Ouen en communication avec la partie de Paris qui en est la plus rapprochée, de manière à ce que cette communication s'opérât avec tant de facilité, de rapidité, d'économie, que le retard et les frais qu'elle peut nécessiter ne fussent pas à comparer avec les frais et les retards que nécessite une navigation de six lieues de plus.

Il s'est heureusement trouvé qu'à Tivoli, lieu le plus rapproché de Saint-Ouen, est un vaste terrain joignant d'un côté les murs d'enceinte de Paris, de l'autre communiquant au cœur de la capitale par de larges lignes, telles que la rue du Mont-Blanc, la rue Saint-Lazare, la rue Montmartre et les boulevards.

Dès lors, le problème était d'une solution facile : il suffisait de lier ce terrain à Saint-Ouen par un chemin de fer qui rapprochât et identifiât en quelque sorte le port et ses magasins.

Pour les hommes qui n'ont pas encore vu de chemins de fer, l'entreprise peut paraître hasardeuse, difficile, mais pour qui a vu et parcouru de tels chemins, rien de plus simple que deux ou quatre rainures de fer à travers trois quarts de lieue d'un terrain presque plat. Il y a cent exploitations houillères en Angleterre qui, seulement pour l'économie du roulage de leurs charbons ont pratiqué des chemins de fer plus prolongés et beaucoup plus difficiles que celui qu'il s'agira de construire.

Que si maintenant on se représente le vaste bassin de Saint-Ouen avec son niveau d'eau constant, avec ses quais si bien disposés, ses dégagemens si commodes, puis les 16,000 toises du terrain sur-élevé de Tivoli, couvertes de magasins avec leurs hangars, leurs ateliers, leurs chemins de ronde, le tout uni par un chemin de fer qui peut, en un quart d'heure, transporter dans des vagons fermés les marchandises des bateaux dans les magasins, sans même changer le lit d'arrivage de ces marchandises et avec moins de secousse peut-être qu'elles n'en éprouvent pour être brouettées d'un de nos ports de l'intérieur seulement sur le quai, on conviendra que l'ensemble de ces travaux réunit tous les avantages que le commerce peut se promettre d'un entrepôt, et satisfait à toutes les conditions qu'une sage et prévoyante administration peut exiger pour mettre sa responsabilité à couvert et contre le présent et contre l'avenir.

Quel établissement pourrait, en effet, mieux satisfaire à la facilité d'arrivage, non-seulement par les voies existantes, mais par toutes les nouvelles voies possibles ? C'est le point le plus rapproché de Paris, à moins qu'on n'ait la volonté de faire six lieues de plus, et cela, pour conduire le bateau à un port à peu près aussi éloigné du centre des affaires ; c'est le point où tout canal, après avoir coupé les circuits supérieurs de la Seine, doit aboutir ; c'est le point où aboutit le chemin de fer de Rouen ; c'est le point d'où il est le plus facile d'embrancher un chemin de fer sur l'est et sur la Suisse, soit par Saint-Denis, soit par la Villette, et cela, sans entrer dans la ville, sans gêner le moins du monde la circulation intérieure. Quelles que soient les améliorations de la navigation fluviale, quelles que soient les entreprises de canaux, quelles que soient les créations des chemins de fer, cet emplacement se trouve prêt à profiter de toutes ces éventualités, sans gêne ni restriction, et sans avoir subi aucun changement, aucune nouvelle dépense, aucune transformation ; il satisfait aux nécessités du présent, aux possibilités de l'avenir. Il nous paraît sous tous ces rapports mériter la préférence.

Ce sont aussi ces motifs qui ont déterminé une compagnie qui était libre de tout engagement, qui pouvait transporter le siége de sa spéculation aussi bien au Gros-Caillou qu'à la place des Marais, à se

déterminer pour Tivoli ; son intérêt est au moins
garant de la sincérité de ses convictions.

Elle est parvenue à obtenir du propriétaire de la
gare Saint-Ouen la cession gratuite de la propriété de
ce port, à la seule charge d'en laisser une portion à
la jouissance du commerce libre, ce qui, bien loin
de contrarier l'Entrepôt, le favorisera : elle est également parvenue à obtenir des propriétaires de Tivoli
la cession gratuite également des 16,000 toises de
terrain, d'un seul morceau, à l'endroit choisi pour le
meilleur emplacement de l'Entrepôt.

C'est là un concours de circonstances heureuses,
qui vient encore ajouter aux avantages de sa position.

Les choses sont, en effet, tellement disposées,
qu'en moins d'une année le chemin de fer et les bâtimens de l'Entrepôt, avec tous leurs accessoires, peuvent être terminés. L'opération la plus large, la plus
incertaine, aurait été la construction du port ; avant
qu'il fût creusé, et surtout approuvé, il aurait fallu
attendre des années.

Eh bien! à St-Ouen, le port existe ; il a coûté
trois millions, et il fait l'admiration de tous ceux
qui s'y connaissent ; son bassin a subi tout l'effort
des eaux ; il est éprouvé depuis plusieurs années ;
aucune avarie, aucune filtration ne s'y est déclarée,
et c'est à cette circonstance heureuse que la compagnie doit de pouvoir s'engager à livrer l'Entrepôt
au commerce de Paris dans l'espace d'une année.

Nous doutons que partout ailleurs où il faudra creuser un port et des bassins, un pareil avantage, qui est grandement à considérer, puisse être offert.

Ce n'est pas tout : grâce à cette concession gratuite et des terrains, et des bassins, la Compagnie n'aura à calculer ses tarifs que pour se couvrir des frais de construction des bâtimens, et pour donner à ses actionnaires un dividende raisonnable. Quant au chemin de fer au moyen d'embranchement sur Saint-Denis, il se suffira à lui-même. D'après les prévisions les plus fortes, il couvrira ses dépenses, s'il ne donne des bénéfices.

Partout où il faudra faire les frais d'un creusement de bassin et d'achats de terrains, cette dépense sera en sus, et aura nécessairement son influence sur la sur-élévation des tarifs.

La Ville de Paris stipule avant tout, dans cette circonstance, les intérêts de son commerce ; ce n'est que très-secondairement qu'elle pourrait s'occuper de ses intérêts comme propriétaire. Cependant c'est quelque chose que cette propriété éventuelle, dans un temps plus ou moins rapproché, d'un port, d'un vaste établissement complet, couvrant 16,000 toises de terrain dans un de ses plus beaux quartiers, et d'un chemin de fer ; le tout représentant actuellement environ un capital de 8,000,000 fr., qui se trouvera peut-être décuplé de valeur au moment où le droit de la Ville de Paris se réalisera.

Les actes de cession sont soumis au conseil municipal; toutes les stipulations qui étaient nécessaires aux sûretés et aux conventions de la Ville y ont été insérées.

Il y a plus, ces concessions que la Compagnie a eu tant de peine à obtenir ne lui appartiennent même pas exclusivement; les actes sont faits de telle sorte que toute compagnie qui en définitive restera adjudicataire de l'Entrepôt en profitera.. De manière que la concurrence n'est pas exclue et pourra encore améliorer. par la réduction des tarifs, la condition du commerce.

C'est ainsi que tous les intérêts, ceux du commerce qui doivent être placés en première ligne, ceux de la Ville comme propriétaire, ceux de la compagnie qui a bien calculé tous les élémens de sa spéculation, et qui, grâce aux avantages qu'elle trouve dans la localité et dans les concessions qui lui sont faites par les propriétaires du port et des terrains, ne craint pas d'y engager un capital de 5,000,000 fr., et d'offrir au gouvernement pour sûreté de ses engagemens un cautionnement d'un million, se réunissent pour déterminer la préférence de la Ville de Paris en faveur de l'emplacement de Saint-Ouen et de Tivoli.

Que si le conseil municipal hésitait encore, ce ne pourrait être que par la crainte d'engager sa responsabilité dans un choix unique et absolu. Eh bien! il n'y aurait d'autre moyen d'échapper à cette responsabilité que celui de laisser à l'intérêt privé la liberté, mais aussi tous les dangers d'un choix.

La loi a permis les Entrepôts intérieurs aux villes,

et c'est à leur profit que cette faculté existe, mais rien n'empêche que ces villes laissent la libre concurrence entre tous ceux qui voudraient fonder dans leur sein des Entrepôts, pourvu qu'il soit satisfait à ces deux conditions essentielles, 1° que ces Entrepôts offrent toute sûreté à la douane et au commerce. 2° Que la Ville y ait ou droit de propriété, ou un droit de réversibilité.

Il n'y a rien dans la loi qui exclue la pluralité d'Entrepôts dans une même ville. Le cours des temps en fera même peut-être un jour une nécessité comme à Londres.

Quant à la douane, il doit lui être indifférent de partager sa surveillance entre deux établissemens ou de l'exercer sur un seul, alors surtout qu'elle a la garantie de compagnies responsables ; tout au plus aurait-elle à augmenter le nombre de ses employés ; mais sa prétention est que cet accroissement de dépense soit à la charge des Entrepôts, prétention qui n'est pas encore jugée, mais qui, si elle est accueillie, la désintéresse entièrement dans la question. Quant au commerce, il a évidemment intérêt à une concurrence qui améliorerait nécessairement sa condition. La Ville ne peut également que trouver un grand avantage à ce que ces différens centres d'affaires et de population, qui porteront la vie et l'aisance partout où ils s'établiront, se multiplient ; ses droits éventuels de propriété en seront également accrus.

Il ne resterait donc d'objection que dans des entreprises rivales, dont une seule peut-être réussirait, tandis que les autres courraient risque de se ruiner.

Mais telle est la loi de la concurrence. L'administration n'aurait rien à se reprocher, car les intéressés auraient été bien éclairés, bien avertis. Le gouvernement doit protéger les particuliers dans leurs droits, il ne peut pas prétendre les éclairer sur leurs intérêts ; ils en sont les meilleurs juges.

Quant à la compagnie de Saint-Ouen et de Tivoli, non-seulement elle ne craint ni ne repousse cette concurrence, mais elle la demande formellement.

Telle est sa conviction profonde des avantages que la localité de Saint-Ouen et Tivoli offre sur toutes les autres localités rivales, qu'elle n'hésite pas à engager ses capitaux, son honneur, dans une lutte dont elle ne redoute nullement l'issue.

Que les autres entreprises fassent la même déclaration, se soumettent aux mêmes chances ; que l'adjudication soit ouverte sur deux, trois ou quatre localités différentes, ou qu'elle soit ouverte sur une seule, avec faculté aux autres de construire aux mêmes conditions, et la question se trouvera jugée, sans qu'il y ait d'autre responsabilité engagée que celle des intérêts privés.

Que si de telles propositions étaient rejetées, la responsabilité du Conseil ne pourrait que s'en aggraver.

L'infaillibilité n'est pas donnée à notre nature : l'administration de la ville de Paris, malgré toutes les précautions, toutes les garanties dont elle s'est si consciencieusement entourée, peut encore se tromper.

L'emplacement qu'elle considérera comme préférable peut ne pas répondre à ses prévisions ; le commerce peut s'en éloigner.

Cet Entrepôt, qui semble renfermer en son sein tous les germes d'une grande révolution commerciale, peut rester désert ; assurément ce serait un grand malheur. Aux clameurs des intérêts froissés par la préférence accordée viendrait se joindre la plainte des espérances déçues. Ce serait là une cause de regrets vifs et profonds, sans doute, car il est cruel de se tromper sur une question aussi importante et en présence de tant d'élémens d'instruction ; mais se tromper lorsqu'on peut se dispenser de prononcer, se tromper sans nécessité, se tromper pour substituer le jugement officiel d'une administration à l'appréciation de l'intérêt privé, assumer volontairement sur soi une responsabilité qu'on peut laisser à la spéculation libre, ce serait se préparer un sujet de reproches que la pureté des intentions ne suffirait pas pour apaiser.

20 Janvier 1833.

Signé, ODILON-BARROT.

NOTE DE LA COMPAGNIE.

Les bases de ce Mémoire avaient été posées verbalement par l'auteur, dans une conférence que la Commission du Conseil Municipal, conférence qui a précédé de quelques jours la délibération du 25 janvier, dans laquelle le Conseil Municipal a admis le principe de deux Entrepôts.

NOTES DE LA COMPAGNIE.

NOTE 1re.

DE L'EMPLACEMENT DE SAINT-LAZARE.

« Nous ne parlons pas de Saint-Lazare, qui, à certains égards,
» pourrait être assimilé à Tivoli, si les mêmes offres de terrain,les
» mêmes facilités de communication, les mêmes sûretés de construc-
» tion, pouvaient y être réalisées. » (Page 7.)

La position de Saint-Lazare présente en effet, sous certains points
de vue, quelque similitude avec Tivoli.

Comme Tivoli, Saint-Lazare est facilement accessible aux routes
de terre par lesquelles s'approvisionnera l'Entrepôt.

Comme Tivoli, Saint-Lazare présente une grande étendue de
terrain, et l'Entrepôt pourrait y recevoir tous les développemens
pour lesquels le mémoire prouve si évidemment qu'il faut le tenir
prêt.

Comme à Tivoli, l'Entrepôt peut être disposé à Saint-Lazare de
manière à recevoir les marchandises soumises à l'octroi, et celles qui
paient les droits de douane. Son mur d'enceinte peut être joint au
mur d'enceinte de la ville, et l'Entrepôt se trouver ainsi tout à la fois
extrà et *intrà muros*.

Comme Tivoli, Saint-Lazare n'est ni trop rapproché ni trop
éloigné des quartiers commerçans.

Remarquons toutefois que, sous ce point de vue, Tivoli a un avantage incontestable sur Saint-Lazare, et que, étant un peu plus éloigné des quartiers où se fait le détail de la marchandise que Saint-Lazare, il présente moins encore que cette localité l'inconvénient qui a fait si vivement repousser, par ces quartiers, l'emplacement de la gare des Marais, où l'on craignait de voir l'Entrepôt devenir un bazar de détail de denrées coloniales. Cette crainte, fondée pour la place des Marais, le serait moins pour Saint-Lazare, et ne le serait aucunement pour Tivoli.

Enfin, lorsque l'enquête commerciale fut faite, on promettait de mettre Saint-Lazare en communication, par un canal, avec le bassin de la Villette; par un chemin de fer, avec Saint-Ouen; ces moyens de communication n'étaient pas exposés en détail; le public les accepta de confiance; et, dans l'enquête commerciale, Saint-Lazare fut la localité qui réunit le plus de partisans.

Cette supériorité fut donc acquise à cet emplacement par les facilités de communication qu'on lui supposait, et par son voisinage des murs d'enceinte, par son étendue, par sa proximité des routes de terre, par sa distance convenable des quartiers commerçans.

A cette même époque de l'enquête, la compagnie qui soumissionne pour construire l'Entrepôt à Tivoli, en l'unissant à Saint-Ouen, n'avait pas encore fixé ses préférences sur aucune localité. Elle ne se présenta pas à l'enquête; car elle n'avait pas de parti pris à l'avance : aucun intérêt particulier ne la déterminait pour aucune localité. Elle sentait le besoin, elle se faisait un devoir d'écouter la voix du commerce. Nous venons de voir pourquoi cette voix a parlé favorablement pour Saint-Lazare.

Tous les motifs qui ont décidé le commerce en faveur de Saint-Lazare, lors de l'enquête, existent pour Tivoli uni à Saint-Ouen, et c'est sous ce point de vue qu'il y a similitude entre Saint-Lazare et Tivoli; mais ces deux localités diffèrent essentiellement parquelques points fondamentaux, et, comme l'indique le mémoire, Saint-Lazare ne peut réaliser ni les mêmes *offres de terrain*, ni les mêmes *faci-*

facilités de communication, ni les mêmes *sûretés de con-struction*.

1.° *Offres de terrain.*

Jusqu'ici, en effet, il n'a pas été possible aux propriétaires de Saint-Lazare, à cause de leur grand nombre et de la divergence de leurs intérêts, de faire des offres aussi simples et aussi larges que celles qu'ont pu faire les propriétaires de Tivoli, unis entre eux, peu nombreux, n'ayant qu'un intérêt, et parceque leurs terrains sont beaucoup plus étendus, et que l'Entrepôt leur assurerait des plus-values importantes, pouvant ainsi faire, en faisant en effet des offres considérables à la Ville, savoir, 16,000 toises concédées gratuitement.

2.°. *Facilités de communication.*

Saint-Lazare a annoncé qu'il se rendrait accessible à la grande navigation au moyen d'un chemin en fer qui le mettrait en communication avec Saint-Ouen, accessible à la petite navigation au moyen d'un chemin de fer ou d'un canal qui le mettrait en communication avec le bassin de la Villette.

L'impossibilité d'un canal de jonction entre la Villette et Saint-Lazare a aujourd'hui, l'on peut le dire, force de chose jugée, et a été démontrée d'une manière si palpable par la commission mixte que nous n'insisterons pas sur ce point.

Quant à un chemin en fer entre la Villette et Saint-Lazare, il ne présente pas d'impossibilité si l'on se soumet, à toujours, à la condition de ne le servir qu'avec des chevaux; mais l'économie et la célérité des machines locomotives n'y est pas applicable, et cette impossibilité existe également pour le chemin de fer entre Saint-Ouen et Saint-Lazare.

Le chemin de fer de Saint-Lazare à Saint-Ouen devrait traverser le boulevard intérieur, et longer la Villette, avant de s'infléchir sur la gauche pour venir à Saint-Ouen. Or l'on ne comprend pas que l'on ait pu croire possible de se lancer ainsi au milieu des habitations, et au sein d'une ville, en coupant une de ses voies les plus fréquentées, avec des machines locomotives animées d'une vitesse de

3

neuf à dix lieues à l'heure. On ne saurait citer aucun exemple de ce genre en Angleterre ni en France; le chemin de fer de Manchester à Liverpool arrive à Liverpool par un souterrain, à Manchester sur des arcades. La circulation ordinaire des deux villes reste donc entièrement libre, et sans aucun contact avec ces redoutables machines locomotives, dont toute l'utilité peut être ainsi réalisée, sans avoir à craindre aucun de leurs dangers. Ainsi le projet d'arriver à Saint-Lazare, soit de la Villette, soit de Saint-Ouen par un chemin de fer établi à ciel ouvert, n'est admissible qu'avec la condition absolue de ne le servir qu'avec des chevaux. Mais alors, et cela même ressort du travail soumis par la compagnie de Saint-Lazare à la Commission mixte, le prix de transport sera à peu près double de ce qu'il serait par machines locomotives.

Que si l'on persiste à s'y servir de machines locomotives, alors il faut le soumettre à la condition de faire passer le chemin de fer sous les contreforts de Montmartre, ce qui exigerait un percé souterrain d'une longueur à peu près triple de celui de Tivoli.

Ainsi, dans un cas, le transport serait beaucoup plus cher; dans l'autre, ce serait le prix de construction, ce qui refluerait sur le prix de transport. Et si l'on remarque que le chemin de fer de Saint-Ouen à Saint-Lazare aurait à peu près 2,000 mètres de plus que de Saint-Ouen à Tivoli; si l'on ajoute que c'est par la grande navigation et par conséquent à Saint-Ouen qu'arrivera la presque totalité des marchandises destinées à l'Entrepôt, on voit combien sous ce point de vue est grande la supériorité de Tivoli sur Saint-Lazare, de Tivoli qui peut être mis en communication avec Saint-Ouen par un chemin de fer de 3,500 mètres au plus sur lesquels 900 mètres seulement seraient creusés souterrainement.

3° Sûretés de construction.

Il est également démontré aujourd'hui qu'une partie du sol sur lequel il faudrait établir l'Entrepôt à Saint-Lazare, consistant en remblais, présenterait des difficultés, et par conséquent obligerait à des dépenses de constructions dont on est tout-à-fait affranchi sur le sol vierge et solide de Tivoli.

Cette considération a de l'importance; mais c'est surtout aux deux premières que les esprits consciencieux doivent s'arrêter.

L'impossibilité où se sont trouvés jusqu'à ce moment les nombreux propriétaires de Saint-Lazare pour s'entendre entre eux, et arriver à faire des offres simples et larges à la Ville, et, par-dessus tout, l'impossibilité d'opérer leur jonction avec Saint-Ouen et la Villette par un chemin de fer servi par machines locomotives, la nécessité qui en résulte de supporter les frais de transport sur les chemins de fer par des chevaux, donnent à Saint-Lazare une infériorité considérable sur Tivoli, qui présente tous les avantages de cet emplacement concurrent, et n'en a pas les graves inconvéniens.

NOTE 2ᵉ.

LA PLACE DES MARAIS.

Aux motifs généraux par lesquels l'auteur du mémoire démontre d'une manière si irrécusable que la place des Marais ne satisfait à aucune des conditions essentielles qu'impose l'établissement de l'Entrepôt, nous ajouterons quelques considérations particulières.

En premier lieu, nous rappellerons les pétitions signées par les maisons de denrées coloniales les plus importantes de Paris, et qui, au nombre de soixante-treize repoussent la place des Marais. Ces maisons affirment que si l'Entrepôt y était construit, il dégénérerait bientôt en un marché de détail qui détournerait ce grand établissement de sa véritable destination, qui est de devenir un grand marché pour le haut commerce. Sans doute, c'est l'intérêt particulier de ces maisons qui leur a fait reconnaître cet inévitable inconvénient de la place des Marais; mais la question n'est pas de savoir si cette grave objection a été soulevée par des intérêts particuliers, il faut savoir si elle est fondée. Or jusqu'ici aucune réponse n'y a été faite, et nous ne pensons pas qu'il en puisse être fait une seule de quelque valeur.

Le mémoire établit péremptoirement que la place des Marais n'est pas suffisante pour les développemens de l'Entrepôt; à cet égard, nous n'avons rien à ajouter. Les travaux des diverses Commissions ont établi que, pour les besoins actuels de l'Entrepôt, il fallait précisément tout l'espace que peut présenter la place des Marais; il n'y reste donc rien pour l'avenir. Or nous n'avons pas connaissance qu'il ait été démontré par qui que ce soit que l'Entrepôt de Paris est sans avenir.

La place des Marais étant située dans l'intérieur de la ville, ne pourrait recevoir et entreposer les marchandises soumises à l'octroi. A cela l'on répond qu'on n'a pas à s'occuper de cette question, attendu qu'il s'agit d'un Entrepôt de douanes; cette réponse nous semble étrange. Il nous paraît que le but que doivent se proposer ceux qui font l'Entrepôt pour l'Entrepôt, et non pour écouler des terrains, ou des actions des canaux, c'est de constituer l'entreprise sur les bases les plus larges qu'il soit possible; car plus on s'assurera de stationnemens et de manutentions, plus l'on s'assurera aussi l'économie des moyens mécaniques développés, plus l'on obtiendra de produits, plus l'on pourra réduire les tarifs.

La place des Marais est inaccessible, comme le dit l'auteur du mémoire, aux chemins de fer et de Rouen et du Havre, tout aussi bien qu'à ceux de l'Est. Et, à cet égard, on peut dire que la place des Marais a passé condamnation; car jamais ses défenseurs n'ont produit un plan qui répondît à cette impossibilité universellement alléguée contre la place des Marais de recevoir des chemins de fer.

Enfin les défenseurs de la place des Marais produisent comme argument principal à l'appui de cet emplacement, cette gare qui s'y trouve toute faite, et qui y affranchit l'entreprise de toute autre dépense que celle des magasins. L'on pourrait répondre que la même circonstance existe pour Tivoli, puisqu'il offre à la ville le port de Saint-Ouen tout fait, et que le chemin de fer qui met ces deux localités en communication n'est pas une charge pour l'entreprise, la dépense en étant couverte et au-delà par le produit des voyageurs.

Mais nous avons à opposer une objection plus directe à la proposition faite pour la place des Marais, en ce qui concerne la gare de déchargement. D'après cette proposition, on élargirait cette gare de manière à lui donner 15 mètres environ de large, sur 120 de long qu'elle a aujourd'hui. Trois bateaux peuvent, disent les auteurs du plan, stationner sur 120 mètres de long et 8 mètres de large ; trois bateaux pourraient donc être en chargement, en déchargement à la gare des Marais, et l'on pourrait même doubler ce nombre, en mettant deux rangs parallèles de bateaux, et en chargeant ou déchargeant le second rang par-dessus le premier.

Cette proposition, qui a été faite et déposée entre les mains de M. le rapporteur de la Commission du conseil municipal, nous semble la condamnation de la place des Marais prononcée par elle-même. Quoi! l'espace dont vous pouvez disposer est par vous-même reconnu si restreint que vous ne trouvez d'autre moyen d'assurer le chargement et le déchargement de six bateaux (nombre qui n'est que la moitié à peine des besoins de l'Entrepôt) qu'en faisant passer les marchandises les unes sur les autres! Vous n'avez pas plus de 120 mètres de long à donner à trois bateaux, en sorte que, pour y être prises par la grue de déchargement, les marchandises de l'arrière et de l'avant du bateau devront être roulées sur celles du milieu avant d'être mises à quai. Tandis que Tivoli offre un port où les bateaux pourraient tous directement, et en aussi grand nombre qu'ils arriveraient à la fois, aborder librement les quais et s'y mouvoir sous la grue, de manière à lui présenter successivement toutes les parties de leur chargement sans être obligé de les sortir de leur lit d'arrimage, la place des Marais compterait parmi ses moyens de succès les plus certains cette gare où les bateaux doivent rester immobiles, serrés les uns contre les autres, où les marchandises doivent passer de l'arrière et de l'avant sur le milieu, du second rang par-dessus le premier, où se reproduiraient enfin et plus développés les inconvéniens qui font abandonner par le commerce les rampes Saint-Nicolas, pour le beau et commode port de Saint-Ouen! En vérité, cela passe toute croyance.

Enfin on a fait remarquer, et les travaux des Commissions ont vérifié ce fait, que les chargemens des bateaux sont *mixtes*, c'est-à-dire qu'ils se composent à la fois de matières non sujettes aux droits de douane et de matières tarifées. Mettre l'Entrepôt à la place de Marais, c'est donc obliger la presque totalité de la navigation à venir se présenter à ses quais si rétrécis, pour y décharger la partie des matières tarifées qu'ils apportent; le reste, après avoir payé les droits, pourra redescendre les canaux, et venir aux autres ports de la Seine!...

L'on comprend très-bien qu'en présence de ce fait la Commission du conseil municipal ait ôté à la place des Marais la priorité que lui avait donnée une première commission, devant qui n'ont été traitées aucunes des questions relatives à l'emplacement nécessaire pour le port de l'Entrepôt et aux conditions de ce port, ainsi que cela peut se vérifier dans le rapport de cette commission, où il ne se trouve pas trace de ces questions. L'on comprend aussi que le conseil municipal, effrayé du monopole dont on armerait la compagnie de l'Entrepôt à la place des Marais, si elle était adjudicataire, reculant devant la pensée de donner une telle arme contre le commerce, sans aucune garantie contre les abus qui en pourraient être faits, ait posé le principe salutaire de deux Entrepôts. Si le conseil municipal n'a pas voulu ôter à une localité dont la Ville a la nue-propriété la chance d'avoir quelques magasins d'Entrepôt, qui augmenteraient les produits des canaux Saint-Denis et Saint-Martin, qui sont aussi la nue-propriété de la Ville, le conseil municipal a senti aussi qu'il ne pouvait faire davantage dans l'intérêt de la Ville, dont il est le gardien. Certes, il lui eût été agréable d'assurer le monopole de l'Entrepôt, ainsi qu'il en avait le moyen, à la place des Marais, et de mettre ainsi la Ville à même de rentrer dans les avances considérables qu'elles a faites pour les canaux de Saint-Denis et de Saint-Martin; si cette place n'avait pas eu les énormes inconvéniens qu'elle présente, l'on peut dire même que c'eût été là le devoir du conseil municipal : du moment qu'il ne l'a pas fait, c'est qu'il n'a pu se dissimuler ces inconvéniens. L'adoption du principe de deux Entrepôts est la condamnation formelle de la place des Marais, prononcée par l'autorité municipale.

NOTE 3e.

LE GROS-CAILLOU.

Nous n'avons que peu de mots à ajouter relativement au Gros-Caillou. Le travail de M. Polonçeau prouve que, d'après les dimensions que l'on assigne pour le port dans cette localité, la masse d'eau qui y existerait ne représenterait guère que six éclusées ; en sorte qu'une seule éclusée suffirait pour faire toucher les bateaux sur le sol. Dira-t-on que la machine à vapeur alimentant ce port sera continuellement en activité, pour réparer à chaque minute les pertes causées par le mouvement de la navigation ? Il n'y a pas de machine à vapeur qui n'ait besoin de temps en temps de quelques jours de réparation. Il en faudrait donc deux ; mais la dépense aussi en serait doublée, et l'exiguité de la somme consacrée par le Gros-Caillou à l'établissement de l'Entrepôt ne lui permet pas ces sacrifices.

Est-il besoin d'observer d'ailleurs que tous les argumens par lesquels nous avons démontré l'insuffisance de l'emplacement de la gare des Marais s'appliquent avec plus de force encore au Gros-Caillou ; car la gare des Marais peut alléguer du moins que les biefs du canal Saint-Martin offrent quelques places pour le stationnement ; mais le Gros-Caillou n'a pas même cet avantage secondaire : c'est à la gare de Grenelle qu'il envoie stationner les bateaux ; mais depuis que la gare de Grenelle est construite, et depuis qu'elle est détruite, on n'y cite pas un stationnement de bateau. Le Gros-Caillou, on le voit, a de hautes prétentions ; car, pour lui donner l'Entrepôt, il ne faudrait rien moins que lutter contre les habitudes de la navigation, qui, de plus en plus, donne la préférence, la grande à Saint-Ouen, la petite aux canaux ; contre les habitudes du commerce, qui est tout entier hors de cette partie de la ville ; enfin contre les habitudes de la population entière, qui, de plus en plus, se porte au nord de la ville, et se rapproche de la partie où la Seine semble l'appeler par sa proximité.

NOTE 4ᵉ.

DU CHEMIN DE FER DE TIVOLI A SAINT-OUEN ET A SAINT-DENIS.

1° De la construction de ce chemin.

Il faut que nous avouions que nous éprouvons quelque embarras à rédiger cette partie de notre note, car elle a pour but de répondre à une objection que nous pouvons à peine supposer avoir été faite, savoir : que, notre proposition d'unir Tivoli à Saint-Ouen et à Saint-Denis par un chemin de fer est une proposition gigantesque.

S'il n'existait des chemins de fer que dans l'une des parties la plus civilisée de l'Angleterre, entre les deux villes. de Manchester et de Liverpool, deux des foyers les plus actifs du commerce du monde, l'objection ne nous semblerait pas plus fondée, mais plus plausible. Nous comprendrions que l'on pût douter du talent de nos ingénieurs, par suite de leur complète inexpérience en ces travaux, de l'habileté et de la prudence des conducteurs de machines, pour qui l'impétuosité de ces moteurs serait une effrayante merveille ; mais il y a des chemins de fer servis par machines locomotives autre part qu'entre Manchester et Liverpool. L'Angleterre en compte plusieurs. Il s'en établit un en Irlande. Un certain nombre de ces chemins existe aux États-Unis. La France, enfin, en a plusieurs aussi ; et des ingénieurs ne nous ont pas plus manqué pour ce genre de construction que pour nos canaux, œuvre bien plus difficile.

Mais, dit-on, ces machines locomotives faisant dix lieues à l'heure !....

Nous ne pouvons croire que la population des environs de Paris ait plus à redouter ces machines que celle des bords de la Loire ; or sur une partie du chemin de fer d'Andresieux à Roanne sont déjà en activité des machines locomotives, au grand applaudissement du plus pauvre paysan de ces contrées arriérées, qui sait fort bien

qu'il ne faut croiser le chemin de fer à pied, à cheval ou en char-
rette, que lorsque la machine est hors de portée.

Mais ce souterrain par lequel on arrive à Tivoli !...

Ce souterrain est nécessaire pour laisser les boulevards extérieurs
et les Batignolles affranchis de tout contact avec les machines locomotives. La possibilité de creuser ce souterrain est précisément ce
qui constitue l'un des principaux avantages de la localité de Tivoli.

Mais la dépense de cette construction !...

Le souterrain est tracé de manière qu'il ne passe sous aucune
maison. Son peu de profondeur au-dessous du sol permet de le
creuser à ciel ouvert, de le voûter à ciel ouvert, puis de recharger
le tout. C'est une œuvre de terrassement et de maçonnerie la plus
ordinaire qu'il se puisse imaginer. Qu'y a-t-il de gigantesque dans
une tranchée de 900 mètres de long, sur sept à huit mètres de profondeur moyenne, dans un terrain parfaitement sec, solide, où,
dans ce moment même, on peut voir au milieu des Batignolles des
escarpemens verticaux qui se sont soutenus tout l'hiver? Le souterrain du canal Saint-Quentin, bien plus large et plus haut que le nôtre,
creusé à une profondeur cinq et six fois plus forte, dans un terrain
crevassé et s'écroulant par masses énormes au milieu d'eaux abon-
dantes et ruisselant de tous côtés, le souterrain du canal Saint-Quentin
a coûté 500 fr. par mètre. (Consulter Brisson et Dutens.) Que l'on
compare l'extrême facilité qu'offre le souterrain de Tivoli aux difficultés inouies que présentait à chaque pas celui de Saint-Quentin,
et l'on verra tomber sans réplique cette objection de la dépense
exorbitante que. doit entraîner cette construction si utile, et dont la
possibilité, nous le répétons, et la facilité constituent l'un des principaux avantages de la localité de Tivoli.

2° Service du chemin de fer.

Une autre objection a été présentée contre la proposition faite par
nous d'unir le port de Saint-Ouen à l'Entrepôt de Tivoli par un
chemin de fer. On voit dans cette communication intermédiaire la

source de beaucoup d'embarras et de dépenses, et une complication fort coûteuse dans le service de l'Entrepôt.

Il est hors de doute que la proposition d'un chemin de fer n'a été faite que pour suppléer à l'inconvénient de la position de Tivoli, celle d'être au milieu des terres. Il est hors de doute que cette nécessité est le côté faible de Tivoli; si Tivoli était directement accessible à la grande navigation, il n'eût pas pu exister un instant de doute sur sa supériorité par rapport à toutes les autres localités.

Il a été proclamé par toutes les Commissions que le port de Saint-Ouen était le plus beau, le plus commode qui fût ouvert à la navigation grande ou petite sur toute la Seine.

Aucune Commission n'a nié les avantages de Tivoli : distance convenable des quartiers commerçans ; étendu et belles dispositions des terrains ; bonne qualité du sol ; proximité des murs d'enceinte ; larges et faciles débouchés sur la ville ; facilité d'accès pour les chemins de fer du Havre, et de Strasbourg et du Nord ; voisinage des routes de l'Est, du Nord : rien de tout cela n'a été contesté à cette localité.

Or ce port, le plus beau de la Seine, on le donne à la Ville.

On donne à la Ville 16,000 toises de ce terrain si convenablement situé.

Les traités sont réguliers, sans réserve.

Dans l'impossibilité d'élever une objection contre Saint-Ouen, comme port d'Entrepôt, contre Tivoli comme lieu de stationnement des marchandises, on se rejette sur la voie de communication qui doit les unir: en vérité nous nous réjouissons de voir nos adversaires réduits à ce dernier argument contre nous, car ils en connaissent eux-mêmes le peu de solidité, et il ne l'invoquent qu'avec l'espoir de faire illusion aux personnes qui n'ont pas étudié ce genre encore nouveau de communications.

Toute cette question se réduit à des chiffres. Que coûtera le transport des marchandises de la Briche, point commun de départ de la navigation, à la place des Marais, au Gros-Caillou, à Tivoli?

Tivoli ne présente pas des chiffres hypothétiques, tous les siens résultent d'engagemens déjà pris. Ces engagemens établissent sa dépense comme il suit :

1° *Entrée dans le port Saint-Ouen, et stationnement* pour 15 jours, par tonneau de 1,000 kilogrammes. . . .   10 c.

Ce premier chiffre résulte du traité consenti par les propriétaires du port Saint-Ouen.

2° *Déchargement* à Saint-Ouen.   60

Ce prix est le prix ordinaire de tous les déchargemens sur les ports de Paris ; c'est notre mise à prix, il comprend le chargement sur les vagons du chemin de fer ; la grue qui prend la marchandise dans le bateau le pose sur son lit d'arrimage dans le vagon.

3° *Transport sur le chemin de fer.*   40

Le chemin de fer a 3,400 mètres. Le tarif des chemins de fer, y compris le transport, varie de neuf à quinze centimes par mille mètres. On voit qu'ici nous avons un prix moyen de transport de près de 12 centimes.

Les vagons sont amenés par le chemin de fer dans l'intérieur de l'Entrepôt, et directement sous la grue qui les entre au magasin : il y a donc là une quatrième opération.

4° *Prise sur le vagon et entrée au magasin.* .

Cette opération consiste à rouler la marchandise du vagon à terre devant la porte du magasin si elle doit aller au rez-de-chaussée ou à la cave, ou bien à l'attacher à la grue pour l'entrer aux étages supérieurs ; nous estimons, en moyenne, cette opération à.   25

TOTAL. . . . . . .   1 fr. 35 c.

Nous répétons que tous ces chiffres résultent d'engagemens pris par nous, consignés dans des traités ou dans nos tarifs. Aucun de ces prix n'est hasardé ; ce sont les prix ordinaires et courans de chacune de ces opérations. Ce qu'en pourra réduire la concurrence, ce n'est pas ici le lieu de l'indiquer.

Quels prix la place des Marais ou le Gros-Caillou nous opposent-ils ?

Que répond le Gros-Caillou au mémoire de la Commission mixte, déclarant que les six lieues de navigation de la Briche au Gros-Caillou avec leurs sept ponts, leurs hauts-fonds chargent la navigation d'une dépense de. . . . . 2 f.

L'*entrée* dans le bassin du Gros-Caillou, et le *stationnement*, soit dans la gare de Grenelle, soit dans la rivière, entraîneraient une dépense d'au moins . . . . 25 c.

Nous portons comme ci-dessus pour le *déchargement* . . . . 60 c.

Le déchargement s'opérera sur le quai ; nous supposons que ce quai sera pourvu de grues, que les grues mettront les marchandises sur les petits chariots appelés *chiens*, qui les apportent devant les magasins. Si les marchandises doivent entrer au rez-de-chaussée, les *chiens* les y portent directement ; si elles doivent aller aux étages supérieurs, il faut les attacher à la grue. Dans ce second cas, la dépense d'entrée en magasin est absolument la même qu'à Tivoli ; dans le premier, elle est un peu plus faible : en conséquence, au lieu de porter pour l'*entrée en magasin* une dépense moyenne de 25 centimes, nous ne porterons que. . . . . 18 c.

Total. . . . . 3 fr. o3 c.

Quant à la place des Marais, aucun engagement n'était encore pris à la date du 25 janvier dernier, pour les prix auxquels seraient imposés les marchandises pour le *parcours de la Briche à la place des Marais*. Quelques-uns des actionnaires consentaient à réduire ce parcours à 75 cent. par tonneau, mais seulement pour les marchandises destinées à l'Entrepôt ; le Conseil municipal, qui a bien senti que, par suite des chargemens mixtes, toutes les autres marchandises se trouvaient soumises au tarif exorbitant des canaux de Saint-Denis et de Saint-Martin, a demandé qu'il fût pris l'engagement de ne tarifier qu'à 50 cent. toutes les marchandises venant sur des bateaux qui porteraient le quart au moins de matières en destination de l'Entrepôt. Aucun engagement n'a encore été pris à ce sujet ; mais nous supposons qu'il soit pris, ci. . . . . .   50 c.

Stationnement. Il n'a pas été pris non plus d'engagement sur ce point ; nous supposerons qu'on n'obtienne la même concession que pour le port Saint-Ouen, ci . . . .   10 c.

Déchargement. . . . .   60 c.

Entrée dans les magasins. . . . .   18 c.

1 fr. 38 c.

Tels sont les résultats d'une comparaison de chiffres pour les diverses localités, comparaison où l'on voit que nous n'avons pas craint de faire les parts très-larges à nos adversaires, et où nous avons supposé des engagemens pris par les propriétaires des canaux de Saint-Denis et de Saint-Martin, engagemens qui n'existent pas, tandis que tous les nôtres existent.

Que reste-t-il donc en définitive de cette objection faite contre le chemin de fer par lequel nous unissons l'Entrepôt au port ?

C'est à l'Entrepôt que les négocians de denrées coloniales ont affaire ; ce n'est pas au port : les denrées coloniales ne se vendent pas comme les vins ou les charbons sur bateau. Ce qu'il faut aux négocains, c'est la proximité de l'Entrepôt, c'est la facilité de ses débou-

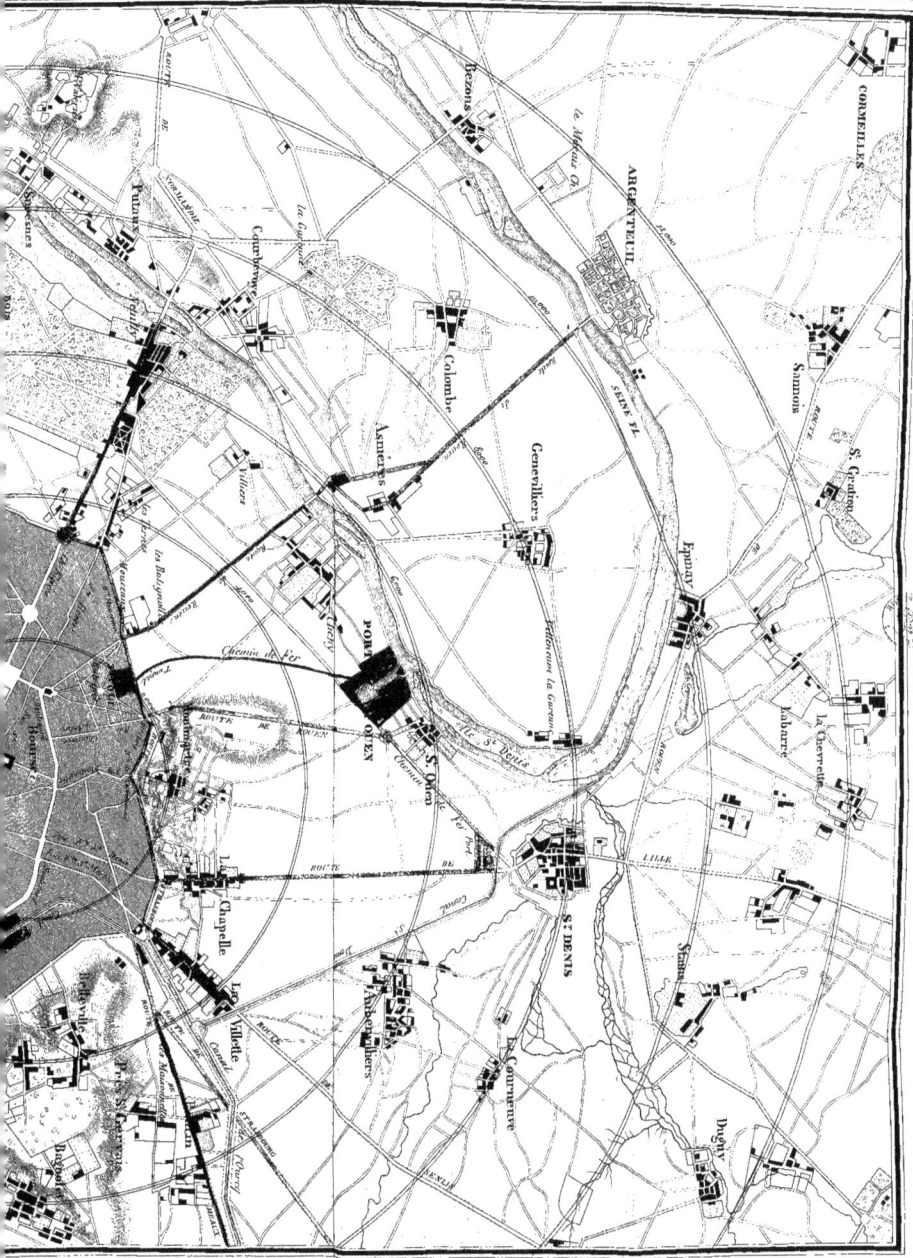

L'ENTREPOT A TIVOLI.

Distances de la Bourse de Paris, à St.Ouen, Asnières à Argenteuil.

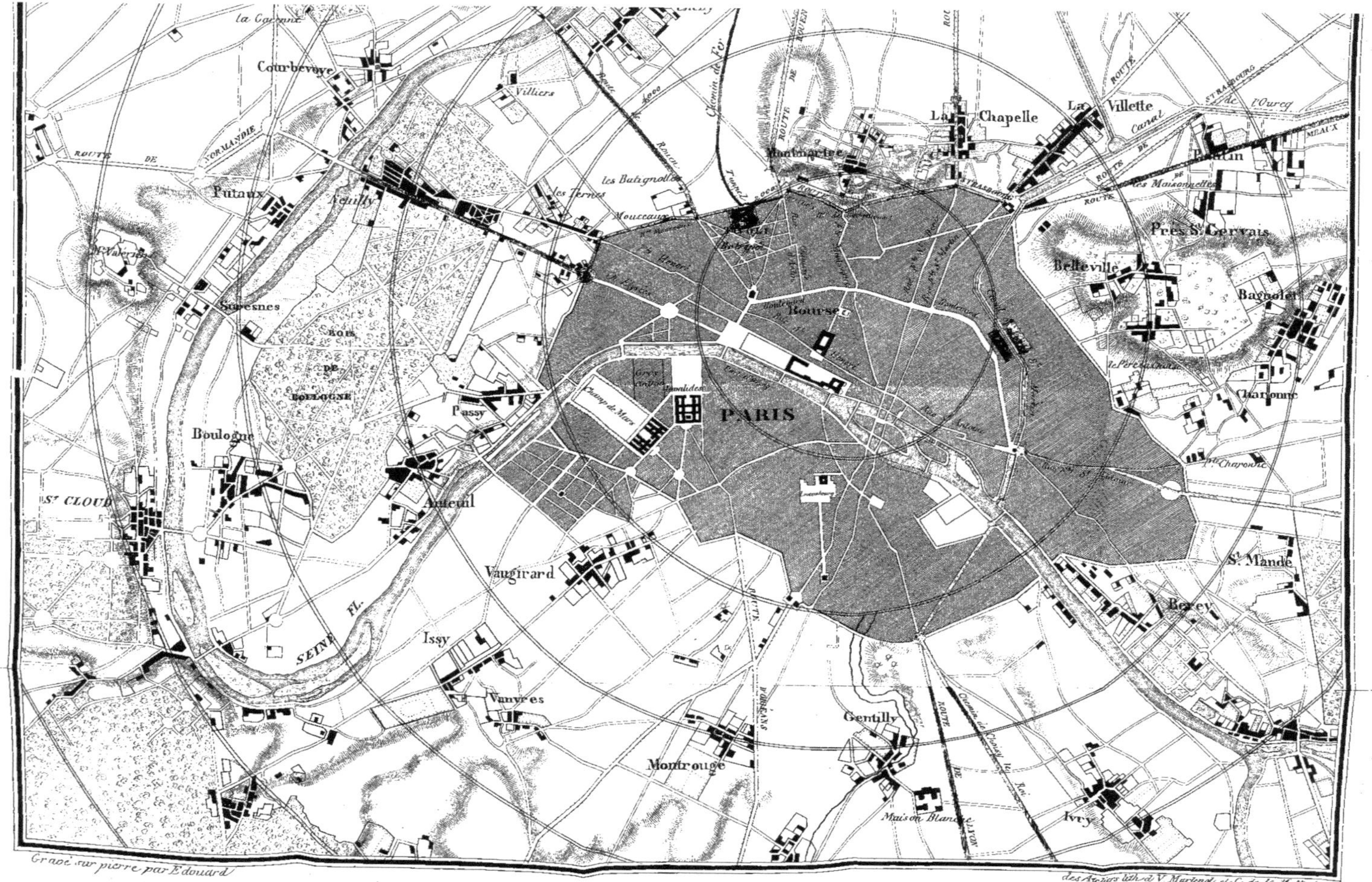

Gravé sur pierre par Edouard

des Ateliers lith. de V. Martenot et C. de la Motte

Echelle

1000 500 0 1 2 3 4 5,000 Mètres